Khouloud Rmili
Iyadh Ghorbel
Khalil Ennouri

Terapia regenerativa na cura de queimaduras agudas

Khouloud Rmili
Iyadh Ghorbel
Khalil Ennouri

Terapia regenerativa na cura de queimaduras agudas

Análise das abordagens inovadoras da terapia regenerativa e do seu impacto clínico

ScienciaScripts

Imprint
Any brand names and product names mentioned in this book are subject to trademark, brand or patent protection and are trademarks or registered trademarks of their respective holders. The use of brand names, product names, common names, trade names, product descriptions etc. even without a particular marking in this work is in no way to be construed to mean that such names may be regarded as unrestricted in respect of trademark and brand protection legislation and could thus be used by anyone.

Cover image: www.ingimage.com

This book is a translation from the original published under ISBN 978-613-9-52087-9.

Publisher:
Sciencia Scripts
is a trademark of
Dodo Books Indian Ocean Ltd. and OmniScriptum S.R.L publishing group

120 High Road, East Finchley, London, N2 9ED, United Kingdom
Str. Armeneasca 28/1, office 1, Chisinau MD-2012, Republic of Moldova, Europe
Managing Directors: Ieva Konstantinova, Victoria Ursu
info@omniscriptum.com

Printed at: see last page
ISBN: 978-620-8-57482-6

ÍNDICE

INTRODUÇÃO

As queimaduras são um grave problema de saúde pública, causando cerca de 180.000 mortes por ano, segundo a OMS. Têm repercussões físicas, psicológicas e financeiras consideráveis para as vítimas e as suas famílias, provocando dores intensas, cicatrizes desfigurantes e disfunções orgânicas. (1)Estas lesões são frequentemente acompanhadas de estigmatização e rejeição, o que afecta gravemente a qualidade de vida dos doentes

Os métodos clássicos de cicatrização, como a cicatrização de feridas e a excisão e enxertia precoces, são há muito os pilares do tratamento das queimaduras. A cicatrização controlada de feridas, considerada a primeira linha de tratamento para a perda de substância cutânea, baseia-se no processo de cicatrização espontânea, sem a utilização de suturas. Baseia-se nas três fases da cicatrização natural: dissuasão, brotamento e epitelização, com o objetivo de criar um ambiente propício à cicatrização. (2)No entanto, esta abordagem pode ser comprometida por factores como a infeção e a vascularização insuficiente

Em resposta a estas limitações, a excisão-enxerto precoce de áreas queimadas, introduzida em 1970 por Zora Janzekovic na Jugoslávia, surgiu como uma técnica eficaz. É recomendada para queimaduras de terceiro grau e, mais frequentemente, para queimaduras profundas de segundo grau. Nestes casos, os tecidos afectados têm pouca ou nenhuma capacidade de cicatrização devido à destruição quase total das células epidérmicas. Além disso, a necrose do tecido queimado leva à libertação de toxinas, aumentando o risco de infeção. Por conseguinte, é fundamental, quando o estado geral do doente o permite, excisar as zonas necróticas o mais rapidamente possível, idealmente nos primeiros cinco dias. Isto ajuda a prevenir

complicações infecciosas e tóxicas, minimizando a reação inflamatória, a desnutrição e as retracções cutâneas. Posteriormente, a aplicação de um enxerto de pele na zona desbridada promove a regeneração dos tecidos, fornecendo células saudáveis e melhorando a vascularização. (3)Para além disso, o início rápido do protocolo de excisão e enxerto ajuda a reduzir a dor associada aos pensos prolongados e encurta o tempo de internamento hospitalar.
No entanto, embora este método seja preferido pela sua capacidade de acelerar a cicatrização, comporta riscos. Podem surgir complicações, como a rejeição do enxerto, bem como problemas pós-operatórios, como hemorragias ou infecções. (4)Além disso, embora o objetivo principal seja melhorar a estética da cicatrização, existe sempre um risco de cicatrização hipertrófica ou queloide, que pode comprometer o resultado final.

Nos últimos anos, o campo em rápida expansão da terapia regenerativa abriu uma nova perspetiva na gestão das queimaduras agudas. (5)Este domínio inovador combina os progressos da biologia celular, da bioengenharia e da terapia genética para desenvolver tratamentos capazes de regenerar os tecidos danificados, promovendo assim uma cicatrização mais rápida e eficaz. Graças à sua capacidade de se diferenciarem em diferentes tipos de células, as células estaminais permitem conceber tratamentos personalizados, adaptados às necessidades específicas de cada doente. Nesta perspetiva, a utilização de factores de crescimento, matrizes biológicas e terapias celulares oferece uma esperança real de melhorar a qualidade de vida das vítimas de queimaduras. No entanto, apesar do potencial promissor da terapia regenerativa, a sua integração na prática clínica é controversa devido às variações nos resultados, aos desafios técnicos e éticos associados, à falta de indicações precisas e ao seu elevado custo, exigindo uma utilização racional e ponderada.

Nos países menos desenvolvidos, e na Tunísia em particular, há uma série de problemas associados ao tratamento de queimaduras. Em primeiro lugar, o elevado custo do tratamento e dos recursos, combinado com a falta de financiamento adequado, restringe o acesso aos cuidados a uma grande parte da população. Além disso, o tempo de cicatrização prolongado exige frequentemente longos períodos de hospitalização, o que pode ser difícil tanto do ponto de vista psicológico como financeiro para as famílias. A prevenção de complicações pós-operatórias também requer cuidados intensivos, mas a capacidade das unidades de cuidados é frequentemente limitada, o que complica ainda mais a gestão. Estas questões sublinham a necessidade de melhorar as infra-estruturas de cuidados de saúde e de aumentar os recursos disponíveis para melhor responder às necessidades das vítimas de queimaduras neste país.

É por isso que optámos por realizar esta revisão sistemática, com o objetivo de analisar estudos recentes sobre a aplicação da terapia regenerativa na cura de queimaduras agudas. Esta revisão irá resumir as inovações tecnológicas emergentes, avaliar a sua fiabilidade e segurança, e destacar os seus benefícios. Abordará também os desafios e as perspectivas futuras destas abordagens terapêuticas revolucionárias.

MATERIAIS E MÉTODOS

1. Tipo de estudo

Este estudo assume a forma de uma revisão sistemática, baseada numa pesquisa aprofundada em bases de dados relevantes, abrangendo o período de publicação de 2015 a 2024. Apresenta um resumo descritivo dos resultados dos estudos selecionados, adoptando simultaneamente uma perspetiva analítica para retirar conclusões significativas.

2. de inclusão

Os estudos foram incluídos se preenchessem os seguintes critérios:

- Ensaios clínicos aleatorizados que investigassem a utilização de terapias regenerativas no tratamento de queimaduras agudas.
- Publicações disponíveis em inglês ou francês, publicadas entre 2015 e 2024
- Estudos de populações adultas ou pediátricas com queimaduras agudas, quer seja ou não necessária cirurgia
- Utilização de abordagens de medicina regenerativa, isoladamente ou em combinação com tratamentos convencionais, como enxertos de pele, para tratar queimaduras agudas

3. Critérios de exclusão

Os estudos foram excluídos se preenchessem os seguintes critérios:

- Centraram-se em tipos de feridas que não as queimaduras agudas, tais como queimaduras crónicas, úlceras de pressão ou feridas diabéticas, ou lidaram com terapias não regenerativas.
- Estudos não aleatórios, estudos pré-clínicos ou em animais, relatórios de casos e teses.

➢ Artigos para os quais não foi possível obter acesso ao texto integral

4. Fontes de dados e estratégia de investigação

4.1. Fontes de dados

Foi efectuada uma pesquisa exaustiva nas seguintes bases de dados: "Medline" (via "PubMed"), "Elsevier" (via "Science Diret") e "ResearchGate". Estas plataformas foram selecionadas devido à sua ampla cobertura de publicações científicas nos domínios da medicina e das ciências da vida.

4.2. Estratégia de investigação

- A pesquisa foi efectuada utilizando combinações específicas de palavras-chave e termos MeSH, tais como: "Regenerative medicine", "Burns", "Wound healing", "Skin grafting", "Tissue engineering", "Stem cells", "Gene therapy", "Scar management", "Burn injuries", "growth factors", "skin regeneration", "acute burns", "clinical trials", e os seus equivalentes em francês.
- A estratégia de pesquisa envolveu a utilização de operadores booleanos (AND, OR) para combinar estes termos. Foram aplicados filtros para restringir os resultados a estudos publicados nos últimos dez anos, para garantir a inclusão dos dados mais recentes.

5. Seleção de estudos

Inicialmente, os artigos das três bases de dados foram avaliados com base no título e no resumo para determinar a sua pertinência. Os artigos considerados elegíveis foram depois examinados na sua totalidade para verificar a conformidade com os critérios de inclusão.

6. Extração e síntese de dados

- Os dados relevantes foram extraídos utilizando um formulário normalizado. A informação recolhida incluiu caraterísticas do estudo (autor, ano, tipo de estudo), caraterísticas dos participantes (idade, sexo, tipo e gravidade das queimaduras), intervenções (tipo de terapia regenerativa) e resultados medidos (tempo de cicatrização, qualidade da cicatriz, dor, complicações). Dada a heterogeneidade dos estudos incluídos, foi adoptada uma síntese narrativa.

- Os dados recolhidos foram estruturados e apresentados sob a forma de tabelas e figuras para facilitar a comparação entre estudos. Foi realizada uma discussão aprofundada dos resultados para destacar os avanços recentes, as limitações dos estudos actuais e as potenciais implicações clínicas das terapias regenerativas.

7. Considerações éticas

Todos os estudos incluídos nesta revisão foram examinados para garantir que tinham obtido aprovação de um comité de ética local e que o consentimento informado tinha sido obtido dos participantes. Foram consideradas as implicações éticas da utilização de terapias regenerativas no tratamento de queimaduras, avaliando os potenciais riscos e benefícios para os doentes. Foi dada especial atenção à proteção dos direitos e do bem-estar dos participantes, especialmente no que diz respeito a intervenções experimentais e abordagens terapêuticas inovadoras.

↳ Definições

❖(6)**A absorção do enxerto** era a percentagem do enxerto que era vital e mostrava uma boa aderência ao leito da ferida.

❖(6)**A epitelização** foi definida como a percentagem de fecho da ferida por um enxerto de pele ou crescimento a partir do enxerto ou dos bordos da ferida.

❖ **O Termómetro Visual Analógico (TVA)** uma ferramenta concebida para medir a dor em doentes com queimaduras. Adaptado da Escala Visual Analógica (EVA), o TVA utiliza uma escala linear de 0 a 10 para quantificar a dor, em que 0 significa ausência de dor e 10 representa a dor mais intensa possível. Os doentes indicam o seu nível de dor colocando um marcador nesta escala, fornecendo uma avaliação subjectiva mas quantificável. (7)Esta ferramenta é útil para detetar variações subtis da dor e ajustar as intervenções terapêuticas em conformidade

❖ **A Patient and Observer Scar Assessment Scale (POSAS)** consiste em duas partes: avaliação pelo doente e avaliação pelo observador. A avaliação do observador inclui seis critérios: vascularização, pigmentação, espessura, relevo, maleabilidade e impressão geral. A avaliação do doente tem em conta a dor, o prurido, a cor, a rigidez, a espessura e a irregularidade da superfície. (8)Cada critério é pontuado numa escala de 1 a 10, sendo calculadas pontuações médias para os dois componentes.

❖**O DermaSpectrometer (Cortex Technology, Hadsund, Dinamarca**) é um instrumento validado utilizado para avaliar a cor e a pigmentação das cicatrizes. (9)Mede o eritema (vermelhidão) e a pigmentação (melanina) utilizando um refletómetro de banda estreita, proporcionando uma avaliação precisa e objetiva das caraterísticas colorimétricas das cicatrizes.

- **O Cutometer (Courage & Khazaka GmbH, Colónia, Alemanha)** é um aparelho utilizado para medir a elasticidade das cicatrizes. Quantifica a deformação vertical da pele em milímetros quando esta é aspirada por sucção controlada através de uma abertura circular. (10)Os resultados são depois expressos como um rácio em relação aos valores da pele normal, fornecendo uma avaliação precisa da elasticidade da pele

- **O Nanofat** é uma forma de gordura autóloga obtida a partir do lipoaspirado, transformada num produto fluido e esbranquiçado através de um processo de transferência entre pequenas seringas, normalmente cerca de 30 vezes. Esta preparação é depois aplicada numa camada fina sobre as feridas, coberta com gaze vaselinada e um penso esterilizado, para promover a cicatrização e a regeneração dos tecidos.

RESULTADOS

Uma pesquisa nas três bases de dados PubMed, Science Diret e ResearchGate identificou 50 publicações com descritores relevantes, abrangendo um período de publicação particularmente frutífero de 2015 a 2024. Após um rigoroso processo de seleção baseado na revisão dos títulos e resumos, 42 publicações foram excluídas por não cumprirem os critérios de seleção, nomeadamente por se centrarem em temas como queimaduras crónicas, úlceras de pressão, feridas diabéticas, terapias não regenerativas, bem como estudos não aleatórios, investigação pré-clínica ou animal, relatos de casos, teses ou sem acesso ao texto integral. Após uma leitura completa dos restantes 10 artigos e a aplicação dos critérios de revisão, foram excluídas mais 4 publicações, resultando numa seleção final de 4 artigos relevantes, todos eles ensaios clínicos aleatórios (**Figura 1**). Os principais resultados destes ensaios estão resumidos **no Quadro I**.

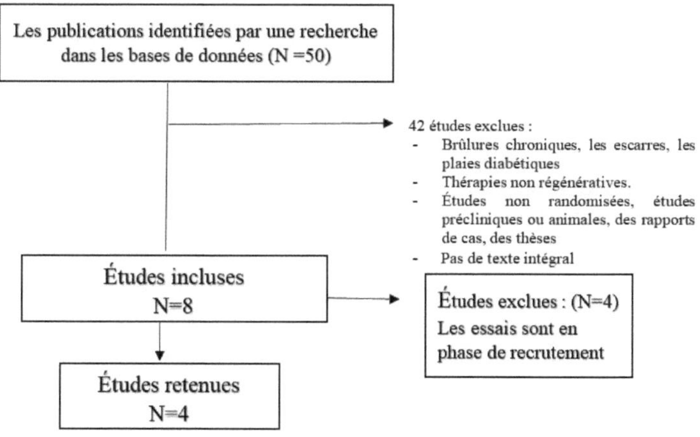

Figure 1 : Processus de sélection

Tabela I: Resumo dos resultados dos ensaios clínicos sobre a cicatrização de queimaduras agudas

	título	Autores, ano de publicação e países	Principais resultados
Artigo 1.o	A aplicação de plasma rico em plaquetas no tratamento de queimaduras dérmicas profundas: Um estudo aleatório, duplamente cego, controlado intra-paciente	Roos E et al Países Baixos 2016	a adição de PRP ao tratamento de queimaduras não melhorou a absorção do enxerto ou a epitelização de queimaduras dérmicas profundas, nem demonstrou melhorar a qualidade da cicatriz.
Artigo 2.o	Eficácia do pó de plasma rico em plaquetas liofilizado na taxa de cicatrização em doentes com queimaduras profundas de segundo grau: um ensaio clínico prospetivo, duplamente cego e aleatorizado	Chi-Yung Yeung et al Taiwan, República da China 2017	A aplicação quádrupla de PRP liofilizado melhora significativamente a cicatrização de queimaduras profundas de segundo grau após três semanas.
Artigo 3	Novo procedimento: Os enxertos sequenciais de células da pele curam queimaduras de terceiro grau? Estudo comparativo de 517 pacientes	Sabeh G et al Líbano	Os enxertos de pele sequenciais mostraram resultados promissores para queimaduras profundas de segundo grau e poderiam também beneficiar as queimaduras de terceiro grau, particularmente com a adição de PRP e plasma crioprecipitado.

Artigo 4	Efeito da transferência de gordura autóloga no tratamento de feridas de queimaduras agudas: um estudo controlado e aleatório	Ahmed M. Abouzaid et al Egito 2021	O enxerto autólogo de gordura tem demonstrado benefícios clínicos significativos, incluindo uma redução do tempo de hospitalização, da necessidade de cirurgia adicional e de contracturas. Também reduz a necessidade de enxertos de pele e melhora a qualidade das cicatrizes em comparação com os tratamentos convencionais.

Analisámos quatro ensaios clínicos aleatorizados de abordagens de terapia regenerativa para o tratamento de queimaduras agudas. Cada estudo tem objectivos, metodologias e resultados distintos. A investigação centra-se no plasma rico em plaquetas (PRP), no PRP liofilizado (LRP), no transplante sequencial de células da pele (SSCT) e na transferência autóloga de gordura.

Foi efectuado um ensaio aleatório, em dupla ocultação, controlado intra-paciente no Centro Holandês de Queimaduras do Hospital da Cruz Vermelha em Beverwijk, nos Países Baixos. O seu objetivo era testar a hipótese de que o PRP contendo leucócitos autólogos melhora a cicatrização de queimaduras agudas e a qualidade das cicatrizes. O efeito do PRP foi avaliado na taxa de absorção do enxerto, na epitelização de queimaduras dérmicas profundas e na qualidade da cicatriz aos 3, 6 e 12 meses após a cirurgia.

Entre junho de 2010 e janeiro de 2014, foi incluído um total de 52 doentes com idade igual ou superior a 18 anos (idade média de 51,2 ± 18,6 anos, com um rácio de sexo de 1,48) com queimaduras dérmicas profundas que cobriam pelo menos 2% da área total da superfície corporal (área média da superfície corporal queimada de 51,6 ± 14,5%) e que necessitavam de enxerto de pele fina. Duas áreas de ferida comparáveis foram aleatoriamente atribuídas ao PRP ou ao tratamento de controlo. O PRP foi aplicado antes do enxerto, seguido de um penso não adesivo deixado no local durante 5-7 dias.

O estudo, realizado na China em 2017, examinou o efeito do PRP liofilizado (PRPL) na cicatrização de queimaduras profundas de segundo grau que cobriam entre 10% e 48% da área total da superfície corporal, centrando-se na proliferação de fibroblastos e na frequência de aplicação do tratamento. O PRPL foi aplicado diariamente durante quatro dias nas queimaduras (a aplicação quádrupla de PRPL demonstrou uma estimulação significativa da proliferação de fibroblastos, considerada crucial para a fase inicial da cicatrização), com monitorização do processo de cicatrização. Foram excluídos do estudo os doentes com antecedentes de cancro, alergias ou reacções transfusionais. O estudo incluiu 27 doentes divididos em dois grupos: um grupo PRPL (n=15) e um grupo de controlo (n=12). O PRPL, numa concentração de 1,0 × 10^7 plaquetas/cm² de acordo com o tamanho da ferida, foi aplicado uniformemente. Os pontos finais incluíram a percentagem de encerramento da ferida e a taxa de eliminação bacteriana após 2 e 3 semanas de tratamento.

Entre os 27 doentes incluídos, havia 18 homens e 9 mulheres, com uma idade média de 45,27 ± 15,82 anos no grupo PRPL e 46,00 ± 14,03 anos no grupo de controlo (p=0,45). A proporção entre os sexos foi de 3 no grupo de controlo e de 1,5 no grupo PRPL. Relativamente à localização da ferida, o grupo de controlo teve 7 casos nos membros superiores e 5 nos membros inferiores, enquanto o grupo PRPL teve 7 casos nos membros superiores e 8 nos membros inferiores. A área média de superfície das queimaduras foi de 75,63 ± 50,72 cm² para o grupo de controlo e de 99,73 ± 70,17 cm² para o grupo PRPL (p=0,16).

O estudo colaborativo conduzido pelo Departamento de Queimaduras e pelo Laboratório de Engenharia Celular do Peace Hospital em Bahsas, Líbano, foi realizado para avaliar a eficácia dos GSCCs como uma alternativa aos enxertos de tecido para tratar queimaduras elétricas profundas. Entre fevereiro de 2012 e junho de 2016, 478 pacientes foram incluídos no estudo. Dos 478 pacientes incluídos no estudo, 206 eram bebés, 109 eram crianças com idades compreendidas entre os 3 e os 13 anos e 202 eram adultos. Os bebés foram estudados separadamente devido às suas caraterísticas de queimadura e medidas de resultados distintas. As crianças e os adultos foram agrupados para limitar a complexidade dos subgrupos.

Foi demonstrado que as queimaduras observadas em crianças e adultos têm caraterísticas semelhantes em termos do agente causal, das áreas afectadas e da superfície e profundidade das queimaduras.

Nos lactentes, as queimaduras foram causadas principalmente por líquidos quentes (90% dos casos vs. 40% nas crianças e adultos, $p < 0,0001$), com envolvimento mais frequente do tronco (65% vs. 43%, $p < 0,0001$) e menos frequente das mãos (28% vs. 47%, $p < 0,005$). Todos os doentes apresentavam pelo menos queimaduras profundas de segundo grau, enquanto 29% dos bebés e 33% das crianças/adultos apresentavam queimaduras de terceiro grau. A área média queimada foi de 22% nos bebés e 28,5% nas crianças/adultos ($p < 0,0001$).

Os doentes foram divididos em quatro grupos:

- **Grupo 1 (Controlo)**: 97 doentes (20%), incluindo 26 bebés e 71 crianças/adultos, que recusaram a GSCC e foram tratados por desbridamento, com ou sem enxerto de tecido.
- **Grupo 2 (GSCC)**: 264 doentes (55%), incluindo 148 crianças/adultos e 116 bebés, tratados com GSCC entre fevereiro de 2012 e abril de 2015.

- **Grupo 3 (GSCC+)**: 77 doentes (16%), incluindo 47 crianças/adultos e 30 bebés, tratados com GSCC com PRP nos primeiros três procedimentos e crioprecipitado de plasma (CP) nos subsequentes, a partir de abril de 2015.
- **Grupo 4 (GSCC+/-)**: 40 doentes (8%), incluindo 17 bebés e 23 crianças/adultos, tratados com duas zonas comparáveis: uma com GSCC isolada e a outra com GSCC combinada com PRP e PC.

O estudo clínico, realizado entre março de 2019 e março de 2020 na unidade de queimaduras do Aboqir General Hospital em Alexandria, Egito, teve como objetivo avaliar o efeito da transferência de gordura autóloga no tratamento de queimaduras agudas. Foram incluídos cem pacientes, com idades entre 14 e 45 anos, de qualquer sexo, em estado geral estável, com queimaduras dérmicas superficiais ou profundas cobrindo entre 10% e 25% da área total da superfície corporal. Os critérios de exclusão incluíram queimaduras que envolvessem camadas profundas (gordura, fáscia, músculo, osso), queimaduras por inalação ou queimaduras que afectassem os órgãos genitais, perineais e perianais. Foram também excluídos os doentes com co-morbilidades que influenciassem a cicatrização ou a aptidão para a anestesia, tais como diabetes, doença vascular, imunológica, renal, hepática ou cardíaca, ou acidente vascular cerebral.

Os pacientes foram divididos em dois grupos: o grupo A (50 pacientes) recebeu uma injeção de enxerto de gordura autóloga seguida de um curativo com nanofat, enquanto o grupo B (50 pacientes) foi tratado com curativos convencionais sucessivos usando agentes tópicos como sulfadiazina de prata e mafenida. As caraterísticas basais dos pacientes e os dados demográficos (idade, sexo, percentagem da área de superfície corporal queimada, tipo e profundidade da queimadura e local da ferida) foram comparáveis entre os dois grupos, sem diferenças significativas (**Tabela II**).

Tabela II: Comparação entre os dois grupos estudados de acordo com vários parâmetros

	Cases (n = 50)	Control (n = 50)	Test of Sig.	p
Number of times to OR for each case				
Mean ± SD	1.3 ± 0.6	2 ± 1.4	U= 807.0*	< 0.001*
Median (Min. – Max.)	1(1 – 3)	2(1 – 6)		
Opioid analgesia use				
None given	39(78%)	1(2%)	χ^2 = 60.167*	< 0.001*
Prescribed	11(22%)	49(98%)		
Frequency of dressing change				
Daily	5(10%)	50(100%)	χ^2 = 81.818*	< 0.001*
Day after another	15(30%)	0(0%)		
Every 2 days	30(60%)	0(0%)		
Use of Chemical Topical agents				
No Topical medication	45(90%)	0(0%)	χ^2 = 81.818*	< 0.001*
Topical medication	5(10%)	50(100%)		
Skin grafting				
No skin graft	40(80%)	26(52%)	χ^2 = 8.734*	0.003*
Skin graft	10(20%)	24(48%)		
Frequency of visits in the outpatient clinic				
Mean ± SD.	2 ± 1.8	10 ± 2.4	U= 10.0*	< 0.001*
Median (Min. – Max.)	2(0 – 5)	10(5 – 14)		
Re-admission				
No	40(80%)	31(62%)	χ^2 = 3.934*	0.047*
Yes	10(20%)	19(38%)		
Hospital stay				
Mean ± SD.	12.6 ± 3.8	19.2 ± 4.2	t = 8.265*	< 0.001*
Median (Min. – Max.)	13.5(1 – 20)	19(10 – 30)		
Scar				
Scar Texture				
Smooth texture	40(80%)	16(32%)	χ^2 = 23.377*	< 0.001*
Rough Texture	10(20%)	34(68%)		
Surface level to surrounding				
Normal	45(90%)	14(28%)	χ^2 = 39.727*	< 0.001*
Hyper trophic	5(10%)	36(72%)		
Hyper pigmented				
Normal	40(80%)	8(16%)	χ^2 = 41.026*	< 0.001*
Colored	10(20%)	42(84%)		
Hypo pigmented				
Normal	45(90%)	10(20%)	χ^2 = 49.495*	< 0.001*
Colored	5(10%)	40(80%)		
Contractures				
No	45(90%)	32(64%)	χ^2 = 9.543*	0.002*
Yes	5(10%)	18(36%)		

χ^2: Chi square test. t: Student t-test. U: Mann Whitney test. p: p-value for comparing between the studied groups. *: Statistically significant at $p \leq 0.05$.

Efeitos da terapia regenerativa no processo de cura

De acordo com o estudo de Roos E et al, não foi observada

qualquer diferença estatisticamente significativa nas taxas médias de absorção do enxerto e de epitelização entre as áreas tratadas com PRP e as áreas de controlo no dia 5-7 (teste de Mann-Whitney; p=0,23 e p=0,1, respetivamente). No entanto, quando classificadas como "iguais, melhores ou piores", as áreas tratadas com PRP apresentavam uma probabilidade significativamente maior de ter taxas de absorção do enxerto e de epitelização "iguais ou melhores" do que as áreas de controlo (teste do qui-quadrado; p=0,007 para a absorção do enxerto e p=0,02 para a epitelização).

Além disso, as análises mostraram que, para os doentes operados precocemente (no prazo de 7 dias após a queimadura, n=11), as taxas de absorção foram significativamente mais elevadas no grupo PRP em comparação com os cuidados padrão, com uma diferença média de 12,7% (teste t, p=0,036; 95% CI: 1,0-24,3). Da mesma forma, a cirurgia no prazo de 7 dias também foi um fator de previsão significativo de melhores taxas de epitelização, com uma diferença média de 9,3% (teste t, p=0,033; IC de 95%: 0,8-17,8). Não foram observadas diferenças entre os doentes operados no prazo de 7 dias e os operados após 7 dias em termos de idade, percentagem de superfície corporal queimada, contagem de plaquetas ou género.

Chi-Yung Yeung et al. referiram que, no grupo de controlo, a área de superfície inicial da ferida era de 25,49 cm². Após duas semanas, esta área de superfície tinha diminuído para 23,79 cm², o que representa uma taxa de cicatrização de 6,67%. Ao fim de três semanas, a área da ferida tinha diminuído para 4,34 cm², o que corresponde a uma taxa de cicatrização de 86,40%. No entanto, no grupo PRPL, a área inicial da ferida era de 84,36 cm². Na semana 2, esta tinha diminuído para 23,96 cm², o que representa 71,59% de cicatrização. Na semana 3, a área de superfície era de 0,63 cm², o que corresponde a 99,24% de cicatrização total.

Duas semanas após o início do tratamento, as taxas médias de encerramento da ferida foram de 65,61 ± 32,3% no grupo de controlo e 75,64 ± 20,38% no grupo PRPL, sem diferença estatisticamente significativa entre os dois grupos. No entanto, após três semanas, a taxa de encerramento foi de 85,3 ± 15,13% no grupo de controlo contra 92,99 ± 6,24% no grupo PRPL, indicando uma diferença significativa ($p < 0,05$).

As fotografias representativas dos casos são apresentadas na **Figura 2** :

Foram estudadas queimaduras profundas típicas de segundo grau na região plantar dos pés após desbridamento e limpeza. Foi medida a percentagem de encerramento da ferida após a aplicação da solução PRPL ou placebo nas semanas 2 e 3. (A área das feridas após a aplicação da solução PRPL/placebo está rodeada por uma linha branca).

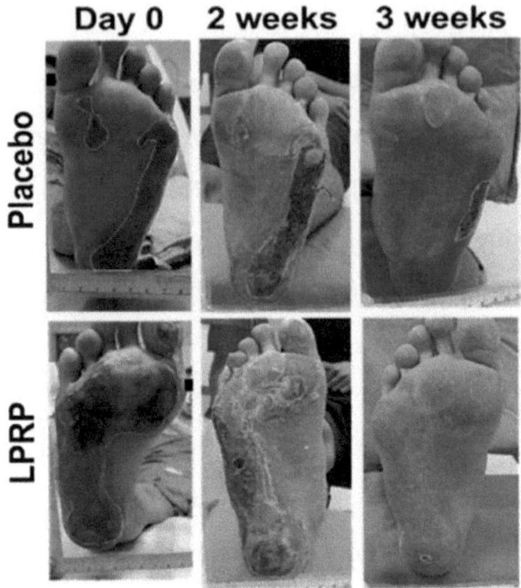

Figura 2: Comparação da apresentação clínica do grupo PRPL e do grupo de controlo nos dias 0, 2 e 3 semanas.

No estudo de Sabeh G et al, as queimaduras de segundo grau tratadas com GSCC cicatrizaram sem enxerto em 6 a 8 dias (6 dias com PRP e PC, 8 dias sem PRP e PC). No grupo de controlo, a cicatrização espontânea demorou 25 dias e a cicatrização com enxerto de tecido demorou 20 dias. Para queimaduras de terceiro grau, a cicatrização demorou 47 dias com a adição de PRP e PC e 55 dias apenas com GSCC (**Figura 3**).

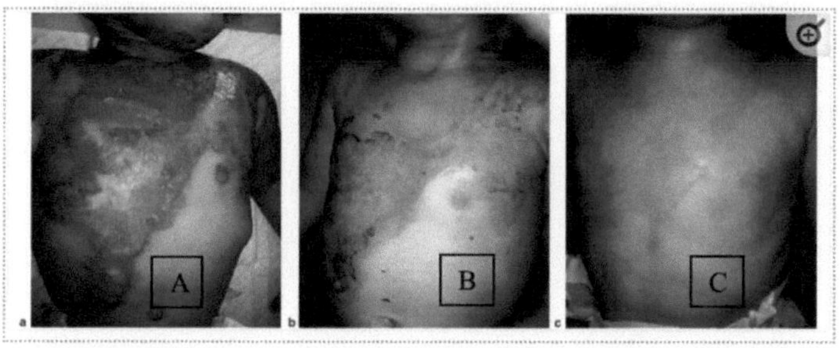

Figura 3: Queimadura de 2º grau A- antes do tratamento, B- aspeto no 4º dia do GSCC, C- Epidermização em D8

A investigação conduzida por Ahmed M. Abouzaid et al. mostrou que o grupo A teve uma redução significativa no número total de dias passados no hospital, com uma média de 12,6 ± 3,8 dias em comparação com 19,2 ± 4,2 dias para o grupo de controlo ($p < 0,001$). Para além disso, o grupo A necessitou de menos idas ao bloco operatório, com uma média de 1,3 ± 0,6 em comparação com 2 ± 1,4 ($p < 0,001$), e necessitou de menos enxertos de pele adicionais (20% em comparação com 48%, $p = 0,003$). Por fim, o número de consultas externas após a alta também diminuiu no grupo A, com uma média de 2 ± 1,8 em comparação com 10 ± 2,4 no grupo de controlo ($p < 0,001$).

É importante notar que foi utilizada menos nanofat para pensos tópicos no grupo tratado com gordura autóloga, o que sugere uma redução do tamanho da ferida e uma melhor cicatrização da ferida (**Figura 4**).

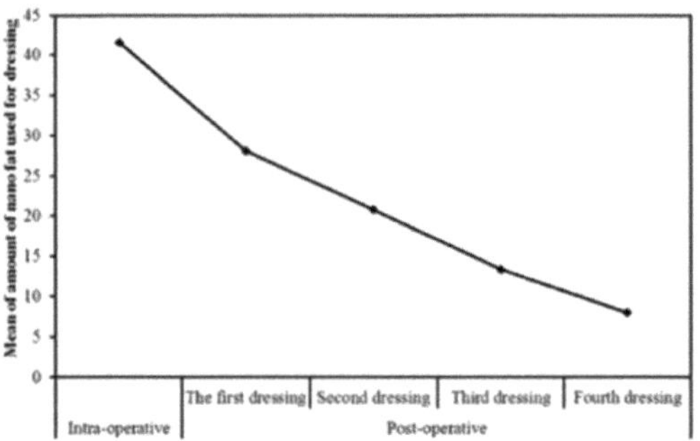

Figura 4: Análise descritiva dos casos de acordo com a quantidade de nano-graxa aplicada no revestimento

A terapia regenerativa e o seu impacto na dor

No estudo de Roos E et al, não se verificou uma diferença significativa nas pontuações médias de dor e prurido, avaliadas com o termómetro visual analógico, entre as áreas tratadas com PRP e as áreas sem PRP. Em contrapartida, os doentes tratados com gordura autóloga foram geralmente submetidos a um único procedimento cirúrgico e não necessitaram de pensos sob anestesia. Isto indica uma dor significativamente menor em comparação com os doentes do grupo de controlo, que tiveram de se submeter a até seis procedimentos e pensos sob anestesia.

Terapia regenerativa e complicações

Nos doentes tratados com PRP, não se registaram diferenças significativas nas taxas de colonização bacteriana entre os dois grupos. Não foram registados eventos adversos graves, como reacções alérgicas, sépsis ou morte. No entanto, oito doentes (16%) necessitaram de ser reoperados, com uma incidência mais elevada nos doentes operados no prazo de sete dias após a queimadura (teste de Mann-Whitney, p = 0,011). Embora a reoperação tenha sido mais frequente no grupo PRP, não foi associada a uma maior percentagem de superfície corporal queimada ou a um tamanho de malha maior (teste de Mann-Whitney, p = 0,28 e p = 0,30, respetivamente). Entre os casos que necessitaram de reoperação, as áreas tratadas com PRP foram significativamente mais pequenas do que as tratadas com métodos padrão (45% versus 58%, p = 0,049, teste de Mann-Whitney).

Para o PRP liofilizado, a taxa de infeção pós-operatória foi de 26,67% no grupo do PRL, em comparação com 33,33% no grupo de controlo. Os valores de p para as infecções pré-operatórias e pós-operatórias foram de 0,4427 e 0,3496, respetivamente, indicando que não houve diferença significativa entre os dois grupos.

Terapia regenerativa: efeitos na qualidade da cicatriz

Quanto aos resultados a longo prazo, a qualidade da cicatriz foi avaliada em ambulatório 3, 6 e 12 meses após o procedimento, utilizando instrumentos de medição objectivos e subjectivos. Nos três momentos, não se verificaram diferenças significativas entre as zonas tratadas com PRP e as zonas que receberam os cuidados habituais em termos de pontuação POSAS, cor e pigmentação medidas com o DermaSpectrometer e elasticidade da pele avaliada com o Cutometer. Por outro lado, foi observada uma melhoria significativa da textura da cicatriz nos pacientes que receberam transferência de gordura autóloga. Após 6 meses, 80% dos pacientes do grupo A apresentavam cicatrizes lisas, contra apenas 32% do grupo de controlo (p<0,001). Além disso, 90% dos pacientes do grupo A não desenvolveram cicatrizes quelóides ou hipertróficas, enquanto 28% dos controlos desenvolveram este tipo de cicatrizes (p<0,001). Finalmente, apenas 10% dos doentes que receberam enxerto de gordura autóloga desenvolveram contraturas, em comparação com 36% no grupo de controlo (p<0,002) (**Figura 5**).

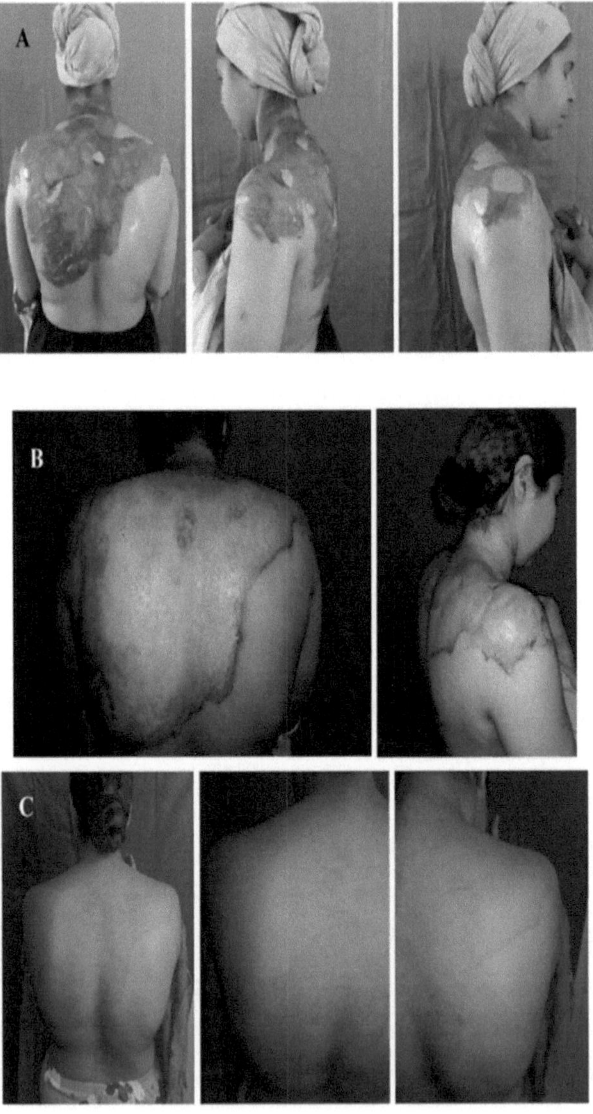

Figura 5: Mulher de 24 anos que sofreu um escaldão com lesões profundas na

derme: (A) Pré-tratamento com auto-enxerto de gordura e aplicação tópica de nanofat, (B) Primeira semana após o tratamento. (C) 6 meses após o tratamento, nota-se uma alteração mínima da cor e ausência de contraturas.

Mortalidade

No estudo do transplante sequencial de células da pele, a mortalidade global foi de 4,25%, com um total de 22 mortes, distribuídas da seguinte forma: 10 bebés, 5 crianças e 7 adultos. O tempo médio de internamento hospitalar foi de 15 dias para os bebés e de 20 dias para as crianças e adultos.

DISCUSSÃO

(11)O plasma rico em plaquetas é uma fração do sangue que contém uma concentração de plaquetas três a cinco vezes superior à do sangue total, ou seja, entre 800 000 e 1 000 000 plaquetas/mm³ . (12)(13)Utilizado em vários sectores médicos, como a regeneração óssea, a cirurgia estética e o tratamento de feridas agudas, crónicas e diabéticas, o PRP foi aplicado pela primeira vez em 1987 num caso de cirurgia cardíaca em Itália.

As suas propriedades para utilização clínica estão principalmente ligadas à sua viscosidade, que actua como uma cola biológica, à sua ação hemostática e aos numerosos factores de crescimento contidos nos grânulos das plaquetas, que são libertados para o meio circundante durante a agregação plaquetária. De facto, uma vez activadas, as plaquetas libertam vários factores de crescimento, como o fator de crescimento derivado das plaquetas (PDGF), o fator de crescimento dos fibroblastos (FGF), o fator de crescimento transformador b (TGF-b) e o fator de crescimento epidérmico (EGF), (14,15)o fator de crescimento endotelial vascular (VEGF) e o fator de crescimento semelhante à insulina (IGF), que são essenciais para a cicatrização de feridas, promovendo a quimiotaxia, a adesão celular, a mitogénese, a proliferação e a angiogénese. (16,17)As plaquetas têm também propriedades antimicrobianas e analgésicas.

Existem vários métodos de preparação do PRP, que variam em termos de custo, composição (com ou sem leucócitos) e estrutura (fluido, gel, fibrina). (18)Pode também ser ativado de várias formas e pode ser preparado a partir de sangue autólogo ou alogénico.

Os estudos sobre PRP têm-se centrado principalmente em indivíduos saudáveis, o que coloca desafios específicos para a sua utilização em doentes queimados. Nesta população, as alterações fisiológicas e as plaquetas já activadas dificultam a aplicação do PRP. Também não é prático colher sangue antes da cirurgia para evitar a ativação prévia das plaquetas. (19)Além disso, o impacto das queimaduras na qualidade das plaquetas e o estado de hipercoagulabilidade dos doentes podem influenciar a eficácia do PRP e determinar o momento mais adequado para a sua aplicação.

(20)A literatura recomenda uma concentração de plaquetas superior a 1000 x 10^3/mL no PRP. De acordo com o estudo de Roos et al, 73% das amostras atingiram este nível. No entanto, as subanálises mostraram que a concentração de plaquetas não afectou significativamente os resultados, sugerindo que a qualidade e o conteúdo das plaquetas também são cruciais. Além disso, este ensaio aleatório em dupla ocultação mostrou que a adição de PRP ao tratamento cirúrgico de queimaduras profundas não melhorou significativamente a absorção do enxerto e a epitelização em comparação com feridas tratadas apenas com cirurgia. (21)No entanto, foram observados pequenos benefícios do PRP em doentes operados precocemente (7 dias após a queimadura), incluindo taxas iguais ou superiores de absorção do enxerto e de epitelização, bem como uma redução do tamanho das áreas que necessitavam de ser reoperadas.

Em termos de gestão da dor, embora o PRP seja conhecido pelas suas propriedades analgésicas, o estudo de Roos et al. não encontrou qualquer efeito significativo na dor ou no prurido. (21)Este facto pode dever-se à incapacidade de avaliar completamente a dor em alguns doentes em estado crítico (entubação ou queimaduras graves). (21)Além disso, não foi observada qualquer diferença significativa no que diz respeito à colonização bacteriana ou a infecções graves, pondo em causa a potencial eficácia protetora dos leucócitos presentes no PRP, tal como referido na literatura.

Alguns investigadores sugerem que os leucócitos presentes no PRP podem exacerbar a inflamação, potencialmente prejudicial para a qualidade da cicatriz. (22)Factores de crescimento como o TGF-β1, o TGF-β2 e o PDGF, libertados pelas plaquetas e leucócitos no PRP, poderiam prolongar a inflamação e conduzir a cicatrizes hipertróficas .

(21)(23)Embora o estudo de Roos et al. não tenha encontrado evidências de cicatrizes hipertróficas associadas ao PRP , não foi observada nenhuma diferença significativa na qualidade da cicatriz entre queimaduras tratadas com PRP e aquelas tratadas com métodos padrão .

(24)Embora o PRP líquido seja considerado um tratamento de referência em várias áreas médicas, a sua utilização em queimaduras é limitada devido a dificuldades técnicas, como a necessidade de agitação contínua, um elevado risco de contaminação e um prazo de validade curto.

Para ultrapassar estes desafios, foi introduzido um pó de PRP liofilizado como uma solução avançada. Este processo de liofilização, que envolve a desidratação do PRP no vácuo, combinado com a esterilização por raios gama, proporciona uma melhor estabilidade térmica, com um risco reduzido de contaminação e um prazo de validade mais longo. Em comparação com o PRP líquido, o PRP liofilizado simplifica a administração, permite a libertação prolongada de factores de crescimento e aumenta os seus efeitos regenerativos. (25,26)Em termos práticos, pode ser armazenado à temperatura ambiente no posto de enfermagem e administrado diretamente ao doente, o que torna a sua utilização mais fácil e conveniente nas clínicas.

Para que o PRP liofilizado seja utilizado eficazmente na cicatrização de feridas, é necessário ter em conta dois factores críticos: a

concentração e a frequência de aplicação. É essencial manter uma concentração mínima de 0,8 a
1 × 10^6 plaquetas/mL para garantir uma cicatrização eficaz da ferida. (18,24)No estudo realizado por Chi-Yung Yeung et al, cada frasco de PRP liofilizado, quando dissolvido em 50 ml de água esterilizada e aplicado uniformemente numa área de 100 cm², atingiu uma concentração de 1,0 × 10^7 plaquetas/mL, que foi considerada eficaz em investigações anteriores.
Os protocolos clínicos padrão recomendam geralmente uma única aplicação de PRP liofilizado. (27)No entanto, o estudo de Yeung CY et al. concluiu que os doentes tratados com PRP liofilizado durante os primeiros quatro dias apresentavam um encerramento mais rápido da ferida em três semanas, em comparação com o grupo de controlo. (21,28)Além disso, um estudo comparativo demonstrou que a aplicação diária de PRP liofilizado promoveu uma cicatrização mais rápida das feridas do que a utilização de sulfadiazina de prata.

Existe um interesse crescente na aplicação do PRP para o tratamento de queimaduras agudas, mas os seus benefícios clínicos permanecem controversos. A falta de resultados significativos em alguns estudos levanta questões sobre a sua eficácia, particularmente no que diz respeito à qualidade do PRP, que pode ser prejudicada em doentes queimados devido à ativação prematura ou à degradação das plaquetas. Além disso, a concentração de plaquetas no PRP pode ser insuficiente, especialmente no caso de queimaduras extensas ou contagens baixas de plaquetas, e o nível ótimo necessário para melhorar a cicatrização ainda não está definido. A frequência com que o PRP é aplicado também pode influenciar a sua eficácia. (29)Alguns estudos, como o de Picard et al, sugerem que podem ser necessárias aplicações repetidas para obter resultados significativos.

As variações nos resultados observadas na literatura podem dever-se a diferenças nos produtos de PRP, nos métodos de preparação ou à eficácia potencialmente limitada do próprio PRP. Uma alternativa promissora é o PRP alogénico, que poderia oferecer vantagens em termos de padronização e disponibilidade, evitando a necessidade de recolha de sangue em doentes queimados. No entanto, esta abordagem suscita preocupações quanto à biocompatibilidade e aos potenciais riscos de transmissão de infecções ou reacções alérgicas, semelhantes às observadas com as transfusões de plaquetas. (12,30)Embora os relatos de casos não tenham revelado quaisquer efeitos secundários importantes, são necessários mais estudos para avaliar completamente a segurança e a eficácia deste método.

Os enxertos de pele, uma prática antiga, evoluíram significativamente desde a sua primeira utilização na Antiguidade. Um ponto de viragem importante ocorreu em 1869, quando Reverdin introduziu o "enxerto epidérmico". Desde então, as técnicas de enxertia diversificaram-se, passando a incluir enxertos de pele de meia espessura e de pele inteira. (31,32)Estas técnicas, quer sejam temporárias (alo e xenoenxertos) ou permanentes (autoenxertos), têm por objetivo acelerar a epidermalização, que é crucial para a sobrevivência e os resultados funcionais dos pacientes vítimas de queimaduras.

(33)Desde os anos 50, a terapia celular deu um novo passo em frente com a técnica de tripsinização desenvolvida por A. e H. Moscona, permitindo a separação e a cultura de células da pele. Entre as inovações recentes, os transplantes sequenciais de células da pele destacam-se como um avanço notável. Este método consiste em separar e implantar as três camadas de pele de uma pequena amostra saudável em zonas queimadas. (34)Graças à sua abordagem autóloga e fisiológica, as GSCC promovem a epidermização completa e estão a mostrar resultados promissores para queimaduras profundas de segundo grau e, potencialmente, para queimaduras de terceiro grau tradicionalmente tratadas com enxertos de tecido. (34)De facto, os resultados obtidos por Sabeh G et al. mostram melhorias significativas com a utilização sequencial de linhas celulares combinadas com PRP, CP, antioxidantes e estimulantes da cicatrização de feridas. Após a sementeira, as células estaminais interagem com as células da pele, libertando citocinas e factores de crescimento que promovem a regeneração dos tecidos. (35,36)Nas queimaduras de segundo grau, a aplicação de células epidérmicas e dérmicas justapostas acelera a epidermalização. (37)No caso de queimaduras de terceiro grau, é essencial reconstruir a derme com células dérmicas e hipodérmicas antes de suplementar com células epidérmicas e dérmicas para uma reconstituição eficaz da pele.

É essencial sublinhar que os melhores resultados da terapia celular são frequentemente obtidos quando combinados com tratamentos adjuvantes. (38)As plaquetas desempenham um papel fundamental na libertação de citocinas e factores de crescimento que estimulam a cicatrização de feridas e a migração celular, tendo também propriedades antimicrobianas. (18)O PRP, em particular, com a sua elevada concentração de plaquetas, reduz significativamente o tempo de cicatrização de queimaduras de segundo grau. (39)Além disso, o PC, rico em albumina, imunoglobulinas, fibrinogénio e fibronectina, promove a adesão celular e melhora a cicatrização das feridas, regulando as interações entre a matriz extracelular e as células graças à fibronectina. (40)(41,42)Agentes como o azeite , que é rico em antioxidantes, e o mel , conhecido pelas suas propriedades antimicrobianas e cicatrizantes, também contribuem para uma melhor cicatrização das queimaduras. (43)(44)(45)As vitaminas também desempenham um papel crucial: a vitamina C é essencial para a síntese de colagénio, a vitamina K ajuda a prevenir os distúrbios de coagulação e a vitamina A promove a regeneração epitelial no final do tratamento. (46,47)Finalmente, para maximizar a eficácia das técnicas de enxertia e de terapia celular, é essencial assegurar uma nutrição adequada (macro e micronutrição) e um controlo apropriado da dor, que são pré-requisitos cruciais para uma cicatrização óptima.

(48)A técnica de transferência de gordura autóloga, descrita pela primeira vez em 1893 por Franz Neuber, foi concebida para preencher um defeito na bochecha causado por tuberculose do maxilar, gordura retirada do braço de um paciente. Embora este método tenha sido explorado no século XX para o preenchimento de tecidos moles, os resultados eram frequentemente inconsistentes. Só depois de Sydney Coleman ter estabelecido um protocolo rigoroso para a colheita e injeção de gordura é que os resultados se tornaram mais fiáveis. (49)Desde então, o enxerto de gordura tem vindo a ganhar popularidade e as suas aplicações clínicas têm-se diversificado.

Com o advento da lipoaspiração nos anos 80, o interesse pelo enxerto autólogo de gordura foi reavivado. Atualmente, é amplamente reconhecido não só pela sua capacidade de restaurar o volume, mas também pelas suas propriedades regenerativas. (50,51)A técnica é valorizada pela sua capacidade de se diferenciar em vários tecidos, como a gordura, o osso, a cartilagem e o músculo. De facto, a fração vascular estromal da gordura, rica em células estaminais multipotentes, desempenha um papel crucial na regeneração dos tecidos danificados. Estas células estaminais, presentes principalmente no lipoaspirado retirado do abdómen inferior e da parte interna das coxas, têm propriedades angiogénicas,

imunomoduladoras e anti-apoptóticas. (52,53)Contribuem assim para melhorar a sobrevivência e o volume dos enxertos de gordura.
Investigações recentes demonstraram também que as células estaminais derivadas do tecido adiposo podem reduzir a tensão e a espessura das cicatrizes, acelerar a revascularização e reduzir a fibrose associada às queimaduras térmicas. Promovem a cicatrização ao diferenciarem-se em fibroblastos e queratinócitos, ao mesmo tempo que segregam factores de crescimento (PDGF, EGF, TGF-b, FGF, HGF (fator de crescimento hepático)), citocinas anti-inflamatórias e péptidos como a leptina e a adiponectina. (54,55)Isto contribui para uma melhor reparação dos tecidos.
A eficácia do enxerto de gordura no tratamento de queimaduras está bem documentada, com numerosos estudos que atestam o seu impacto positivo na cicatrização e fibrose de feridas agudas e sub-agudas. (56)Por exemplo, a investigação de Piccolo et al. demonstrou que o enxerto de gordura promove a cicatrização de queimaduras após três semanas ou mais, sem progressão aparente das lesões, e ajuda a acelerar o processo de cicatrização de úlceras vasculares, reduzindo o risco de cicatrizes hipertróficas. (57)Estes resultados são apoiados pelo trabalho de Abouzaid et al, que também observaram uma redução da espessura da cicatriz e uma melhoria da flexibilidade da pele cicatrizada. (58)Além disso, os casos relatados por Klinger et al. em 2008 mostraram uma melhoria na qualidade da cicatriz em pacientes que tinham sofrido queimaduras faciais após enxerto de gordura .
Em termos de efeitos sobre a dor, os estudos de Fredman et al. demonstraram que a aplicação de enxertos de gordura em cicatrizes de queimaduras complexas, frequentemente acompanhadas de dor neuropática, conduz a uma melhoria significativa dos sintomas dos pacientes. O seu estudo conclui que o enxerto de gordura é uma

abordagem eficaz para o tratamento de cicatrizes difíceis, proporcionando não só um alívio significativo da dor, mas também uma melhoria global da qualidade de vida dos doentes. (59)Este método constitui assim uma alternativa prometedora para o tratamento das complicações associadas às queimaduras.

No entanto, é importante sublinhar que estes estudos têm limitações que devem ser tidas em conta para que os resultados possam ser interpretados com exatidão

Em primeiro lugar, uma elevada taxa de desistência nas avaliações de seguimento constitui uma limitação significativa. Este problema é provavelmente atribuível à distância entre os doentes e o hospital ou o centro nacional de tratamento de queimaduras. Uma taxa de abandono tão elevada pode levar a uma subestimação de acontecimentos adversos raros, embora seja provável que os doentes com problemas graves de cicatrização de feridas tenham regressado ao centro. Esta lacuna no acompanhamento pode, no entanto, influenciar os resultados a longo prazo, distorcendo assim as conclusões sobre os efeitos prolongados do tratamento.

Em segundo lugar, a heterogeneidade da amostra é um fator importante na variabilidade dos resultados observados. O grupo de doentes representa uma amostra clínica diversificada, ilustrando a variedade de casos tratados. Essa diversidade inclui variações no tamanho das áreas tratadas, na expansão do enxerto de pele, no momento da cirurgia e na contagem de plaquetas, o que poderia explicar a grande variabilidade dos resultados obtidos.

Em terceiro lugar, embora os enxertos de células cutâneas sequenciais não afectem a mortalidade, que é principalmente influenciada pela escarotomia precoce, o tempo de cicatrização das queimaduras de terceiro grau é mais longo com os GSCCs em comparação com as técnicas de enxerto por excisão. Este facto realça a necessidade de reavaliar a sua utilização nestes casos específicos.

Em quarto lugar, embora a história tranquilizadora da transferência autóloga de gordura desde o século XIX alivie algumas preocupações, o risco potencial de transformação tumoral das células estaminais transplantadas continua a ser uma limitação a considerar.

Por último, o estudo realizado na unidade de queimaduras do Hospital Geral Aboqir, em Alexandria, no Egito, tem limitações devido à ausência de dupla ocultação, o que significa que nem os participantes nem os investigadores eram cegos em relação ao tratamento administrado. Esta falta de dupla ocultação pode introduzir um viés, uma vez que as expectativas e os comportamentos dos participantes, bem como as observações dos investigadores, podem ser influenciados pelo seu conhecimento do tratamento. Consequentemente, os resultados podem ser parcialmente afectados por factores subjectivos e não por efeitos estritamente ligados às intervenções estudadas. Além disso, a dimensão relativamente pequena da amostra limita a generalização das conclusões, uma vez que uma amostra pequena pode não representar adequadamente a população total, aumentando o risco de erro estatístico e reduzindo a fiabilidade dos resultados.

CONCLUSÃO

A terapia regenerativa, nomeadamente através da utilização de Plasma Rico em Plaquetas (PRP), PRP liofilizado, enxertos de pele sequenciais e enxertos de gordura autóloga, representa um avanço significativo no tratamento das queimaduras agudas. Os quatro ensaios clínicos aleatórios analisados neste resumo forneceram perspectivas variadas sobre estas abordagens, revelando tanto sucessos como limitações.

Os resultados sobre o PRP líquido são heterogéneos. Alguns estudos demonstraram benefícios significativos, tais como melhores resultados clínicos, cicatrização mais rápida e alívio da dor no tratamento de queimaduras agudas. No entanto, outros estudos não demonstraram benefícios significativos. Esta disparidade pode ser explicada pela variabilidade das técnicas de preparação do PRP, incluindo as concentrações de plaquetas e de factores de crescimento, que diferem de fabricante para fabricante. Isto realça a importância de normalizar os protocolos de preparação e aplicação do PRP, de modo a otimizar a sua eficácia e segurança.

O PRP liofilizado demonstrou ser eficaz no tratamento de queimaduras profundas de segundo grau, acelerando a cicatrização e reduzindo a contaminação bacteriana. Oferece uma série de vantagens em relação ao PRP líquido, incluindo uma melhor estabilidade térmica, um prazo de validade mais longo e um risco reduzido de contaminação. É fácil de armazenar e administrar na clínica, o que o torna ainda mais prático. Além disso, permite uma libertação prolongada de factores de crescimento, aumentando os seus efeitos regenerativos. No entanto, são necessários estudos comparativos mais aprofundados para avaliar a sua eficácia relativa em comparação com o PRP líquido.

Os enxertos de pele sequenciais estão a emergir como uma alternativa promissora, oferecendo um valor acrescentado significativo no tratamento de queimaduras graves. Estão a mostrar resultados encorajadores para queimaduras profundas de segundo grau e podem também ser benéficos para queimaduras de terceiro grau, particularmente quando combinados com PRP e plasma crioprecipitado. O transplante sequencial de células da pele poderia assim complementar outras técnicas de enxerto de tecidos e substitutos da pele, revelando-se particularmente útil em situações de escassez de pele ou de limitação das opções terapêuticas.

O enxerto autólogo de gordura tem demonstrado vantagens clínicas significativas em relação aos métodos convencionais. Reduz o tempo de hospitalização, a necessidade de cirurgia adicional e as contracturas. Para além disso, esta técnica reduz a necessidade de enxertos de pele e melhora a qualidade das cicatrizes em comparação com os tratamentos tradicionais. Estes resultados realçam a importância de prestar mais atenção a esta abordagem em futuras investigações e na prática clínica.

Em conclusão, embora as terapias regenerativas ofereçam perspectivas promissoras para a cura de queimaduras agudas, é necessária mais investigação para aperfeiçoar estas abordagens. Os estudos futuros devem ter como objetivo melhorar a qualidade e a normalização dos produtos PRP, comparar as formas líquida e liofilizada do PRP, otimizar os protocolos de aplicação e avaliar melhor os benefícios dos enxertos de pele sequenciais e dos enxertos de gordura autóloga. Estes esforços ajudarão a melhorar os resultados clínicos e a garantir uma melhor gestão das queimaduras agudas

BIBLIOGRAFIA

1. Mashadi-Abdollahi H, Sadeghi H, Maghsoudi, Ranjbar, Soudmand. Stress disorder and PTSD after burn injuries: a prospective study of predictors of PTSD at Sina Burn Center, Iran. Neuropsychiatr Dis Treat. julho de 2011;425.

2. Revol M, Servant JM. Cicatrização dirigida de feridas. EMC - Tech Chir - Chir Plast Reconstr Esthét. Jan 2010;5(1):1-9.

3. Chaouat M, Zakine G, Mimoun M. Princípios de gestão local: tratamentos cirúrgicos. Pathol Biol. junho de 2011;59(3):e57-61.

4. Lloyd ECO, Rodgers BC. Queimaduras em Ambulatório: Prevenção e Cuidados. 2012;85(1).

5. Rowan MP, Cancio LC, Elster EA, Burmeister DM, Rose LF, Natesan S, et al. Burn wound healing and treatment: review and advancements. Crit Care. 12 de junho de 2015;19:243.

6. Bloemen MCT, Boekema BKHL, Vlig M, Van Zuijlen PPM, Middelkoop E. Análise de imagem digital versus avaliação clínica da epitelização da ferida: Um estudo de validação. Burns. junho de 2012;38(4):501-5.

7. de Jong AEE, Bremer M, Hofland HWC, Schuurmans MJ, Middelkoop E, van Loey NEE. The visual analogue thermometer and the graphic numeric rating scale: A comparison of self-report instruments for pain measurement in adults with burns. Burns. 1 de março de 2015;41(2):333-40.

8. Van Der Wal MBA, Verhaegen PDHM, Middelkoop E, Van Zuijlen PPM. A Clinimetric Overview of Scar Assessment Scales: J Burn Care Res. 2012;33(2):e79-87.

9. Draaijers LJ, Tempelman FRH, Botman YAM, Kreis RW, Middelkoop E, van Zuijlen PPM. Avaliação da cor em cicatrizes: colorímetro tristímulo, medidor de reflectância simples de banda estreita ou avaliação subjectiva? Burns J Int Soc Burn Inj. março de 2004;30(2):103-7.

10. Draaijers LJ, Botman YAM, Tempelman FRH, Kreis RW, Middelkoop E, Van Zuijlen PPM. Medidor da elasticidade da pele ou avaliação subjectiva em cicatrizes: uma avaliação da fiabilidade. Burns. março de 2004;30(2):109-14.

11. Pietrzak WS, Eppley BL. Plasma rico em plaquetas: biologia e nova tecnologia. J Craniofac Surg. Nov 2005;16(6):1043-54.

12. Picard F, Hersant B, Bosc R, Meningaud J. A crescente evidência para a

utilização de plasma rico em plaquetas em feridas crónicas diabéticas: Uma revisão e uma proposta para um novo tratamento padrão. Wound Repair Regen. setembro de 2015;23(5):638-43.

13. Ferrari M, Zia S, Valbonesi M, Henriquet F, Venere G, Spagnolo S, et al. Uma nova técnica para hemodiluição, preparação de plasma autólogo rico em plaquetas e recuperação de sangue intra-operatório em cirurgia cardíaca. Int J Artif Organs. Jan 1987;10(1):47-50.

14. Lubkowska A, Dołęgowska B, Banfi G. Conteúdo do fator de crescimento no PRP e sua aplicabilidade na medicina. J Biol Regul Homeost Agents. 2012;26(2 Suppl 1):3S-22S.

15. Kakudo N, Kushida S, Minakata T, Suzuki K, Kusumoto K. O plasma rico em plaquetas promove a epitelização e a angiogénese num local doador de enxerto de pele com espessura dividida. Med Mol Morphol. Dez 2011;44(4):233-6.

16. Miller JD, Rankin TM, Hua NT, Ontiveros T, Giovinco NA, Mills JL, et al. Redução da dor através de plasma rico em plaquetas em locais doadores de enxertos de pele de espessura dividida: uma série de pares combinados. Diabet Foot Ankle. 22 Jan 2015;6:10.3402/dfa.v6.24972.

17. Moojen DJF, Everts PAM, Schure R, Overdevest EP, Van Zundert A, Knape JTA, et al. Atividade antimicrobiana do gel de plaquetas-leucócitos contra *Staphylococcus aureus*. J Orthop Res. março de 2008;26(3):404-10.

18. Marck RE, Middelkoop E, Breederveld RS. Considerações sobre o uso de plasma rico em plaquetas, especificamente para o tratamento de queimaduras: J Burn Care Res. 2014;35(3):219-27.

19. Evers LH, Bhavsar D, Mailänder P. The biology of burn injury. Exp Dermatol. setembro de 2010;19(9):777-83.

20. Borzini P, Balbo V, Mazzucco L. Concentrados de plaquetas para uso tópico: dispositivo de cabeceira e tecnologia de transfusão de sangue. Qualidade e versatilidade. Curr Pharm Biotechnol. 1 de maio de 2012;13(7):1138-44.

21. Marck RE, Gardien KLM, Stekelenburg CM, Vehmeijer M, Baas D, Tuinebreijer WE, et al. A aplicação de plasma rico em plaquetas no tratamento de queimaduras dérmicas profundas: Um estudo randomizado, duplo-cego, controlado intra-paciente. Wound Repair Regen. Jul 2016;24(4):712-20.

22. Van Der Veer WM, Bloemen MCT, Ulrich MMW, Molema G, Van Zuijlen PP, Middelkoop E, et al. Potenciais causas celulares e

moleculares da formação de cicatrizes hipertróficas. Burns. Fev. 2009;35(1):15-29.

23. Kotsovilis S, Markou N, Pepelassi E, Nikolidakis D. O uso adjuvante de plasma rico em plaquetas na terapia de defeitos intra-ósseos periodontais: uma revisão sistemática. J Periodontal Res. junho de 2010;45(3):428-43.

24. Dhurat R, Sukesh MS. Princípios e Métodos de Preparação do Plasma Rico em Plaquetas: Uma Revisão e Perspetiva do Autor. J Cutan Aesthetic Surg. Dez 2014;7(4):189.

25. Kirwan CC, Byrne GJ, Kumar S, McDowell G. Libertação plaquetária do Fator de Crescimento Endotelial Vascular (VEGF) em doentes submetidas a quimioterapia para o cancro da mama. J Angiogenesis Res. 24 de outubro de 2009;1:7.

26. Shen E, Chou T, Gau C, Tu H, Chen Y, Fu E. Libertação de factores de crescimento de plaquetas humanas activadas após estimulação com quitosano: um possível biomaterial para a preparação de plasma rico em plaquetas. Clin Oral Implants Res. outubro de 2006;17(5):572-8.

27. Yeung CY, Hsieh PS, Wei LG, Hsia LC, Dai LG, Fu KY, et al. Eficácia do pó de plasma rico em plaquetas liofilizado na taxa de cicatrização em pacientes com lesão por queimadura profunda de segundo grau: um ensaio clínico prospetivo duplo-cego randomizado. Ann Plast Surg. fevereiro de 2018;80(2S):S66-9.

28. Prochazka V, Klosova H, Stetinsky J, Gumulec J, Vitkova K, Salounova D, et al. A adição de concentrado de plaquetas ao enxerto de pele dermo-epidérmica em queimaduras profundas reduz as cicatrizes e a necessidade de cirurgias de revisão. Biomed Pap Med Fac Univ Palacky Olomouc Czechoslov. 27 Sep 2013;158(2):242.

29. Picard F, Hersant B, Bosc R, Meningaud J. Should we use platelet-rich plasma as an adjunct therapy to treat "acute wounds," "burns," and "laser therapies": A review and a proposal of a quality criteria checklist for further studies. Wound Repair Regen. março de 2015;23(2):163-70.

30. Shan GQ, Zhang YN, Ma J, Li YH, Zuo DM, Qiu J lang, et al. Avaliação dos efeitos do gel de plaquetas homólogo na cicatrização de feridas nas extremidades inferiores em pacientes com diabetes. Int J Low Extrem Wounds. março de 2013;12(1):22-9.

31. Saffle JR. Closure of the Excised Burn Wound: Temporary Skin Substitutes (Fecho da ferida de queimadura excisada: substitutos temporários da pele). Clin Plast Surg. outubro de 2009;36(4):627-41.

32. Barker CF, Markmann JF. Visão geral histórica do transplante. Cold Spring Harb Perspect Med. abril de 2013;3(4):a014977.

33. Moscona A, Moscona H. A dissociação e agregação de células de rudimentos de órgãos do embrião inicial de pinto. J Anat. 1952;86:287-301.

34. Sabeh G, Sabé M, Ishak S, Sweid R. Novo procedimento: os enxertos de células cutâneas sequenciais curam queimaduras de terceiro grau? Estudo comparativo de 517 pacientes. Ann Burns Fire Disasters. 30 Sep 2018;31(3):213.

35. Gimble JM, Katz AJ, Bunnell BA. Adipose-Derived Stem Cells for Regenerative Medicine (Células estaminais derivadas do tecido adiposo para medicina regenerativa). Circ Res. 11 de maio de 2007;100(9):1249.

36. Kim WS, Park BS, Kim HK, Park JS, Kim KJ, Choi JS, et al. Evidências que apoiam a ação antioxidante das células estaminais derivadas do tecido adiposo: Proteção dos fibroblastos dérmicos humanos contra o stress oxidativo. J Dermatol Sci. Feb 2008;49(2):133-42.

37. Werner S, Krieg T, Smola H. Keratinocyte-Fibroblast Interactions in Wound Healing (Interações entre queratinócitos e fibroblastos na cicatrização de feridas). J Invest Dermatol. maio de 2007;127(5):998-1008.

38. Grasset N, Raffoul W, Bigliardi P. Pensos bioactivos. Rev Med Suisse. 2010;6:354-7.

39. Stenman S, Vaheri A. Distribution of a major connective tissue protein, fibronectin, in normal human tissues. J Exp Med. 1 de abril de 1978;147(4):1054-64.

40. Owen RW, Giacosa A, Hull WE, Haubner R, Würtele G, Spiegelhalder B, et al. Olive-oil consumption and health: the possible role of antioxidants. Lancet Oncol. outubro de 2000;1(2):107-12.

41. Molan PC. O papel do mel no tratamento de feridas. J Wound Care. setembro de 1999;8(8):415-8.

42. White JW, Subers MH, Schepartz AI. A IDENTIFICAÇÃO DA INIBINA, O FACTOR ANTIBACTERIANO DO MEL, COMO PERÓXIDO DE HIDROGÉNIO E A SUA ORIGEM NUM SISTEMA DE GLUCOSE-OXIDASE DO MEL. Biochim Biophys Ata. 1963;

43. Beckman MJ, Shields KJ, Diegelmann RF. Metabolismo do colagénio. Wounds: a compendium of clinical research and practice. 2001 Sep;13:177-82.

44. Clouse LH, Comp PC. The regulation of hemostasis: the protein C system. N Engl J Med. 1986 May 15;314(20):1298-304.

45. Salles AG, Gemperli R, Toledo PN, Ferreira MC. Tratamento combinado de Tretinoína e Ácido Glicólico melhora a abertura bucal de pacientes pós-queimadura. Aesthetic Plast Surg. junho de 2006;30(3):356-62.

46. Mecott GA, Al-Mousawi AM, Gauglitz GG, Herndon DN, Jeschke MG. The Role of Hyperglycemia in Burned Patients: Evidence-Based Studies [O papel da hiperglicemia em pacientes queimados: estudos baseados em evidências]. Shock Augusta Ga. Jan 2010;33(1):10.1097/SHK.0b013e3181af0494.

47. Cunningham-Rundles S, McNeeley DF, Moon A. Mechanisms of nutrient modulation of the immune response (Mecanismos de modulação da resposta imunitária pelos nutrientes). J Allergy Clin Immunol. junho de 2005;115(6):1119-28.

48. Block J, Hetherington. Enxerto de gordura facial com um protótipo de dispositivo de controlo de injeção. Clin Cosmet Investig Dermatol. Set 2013;201.

49. Coleman SR. Rejuvenescimento da mão com enxerto de gordura estrutural. Plast Reconstr Surg. 2002 Dec;110(7):1731-44.

50. Coleman SR. Enxerto de gordura estrutural: mais do que um enchimento permanente. Plast Reconstr Surg. 2006 Sep;118(3 Suppl):108S-120S

51. Condé-Green A, Batista LS, Gontijo de Amorin NF, de Oliveira ED, Ribeiro da Silva K, da Silva Gouveia Pedrosa C, et al. Efeitos da centrifugação na composição e viabilidade celular do tecido adiposo aspirado e processado para transplante. Aesthet Surg J. 2010;30(2):249-55.

52. Zuk PA, Zhu M, Ashjian P, De Ugarte DA, Huang JI, Mizuno H, et al. O tecido adiposo humano é uma fonte de células estaminais multipotentes. Mol Biol Cell. 2002 Dec;13:4279-95.

53. Li P, Guo X. Uma revisão: potencial terapêutico das células estaminais derivadas do tecido adiposo na cicatrização e regeneração de feridas cutâneas. Célula-tronco Res Ther. 8 Nov 2018;9:302.

54. Trottier V, Marceau-Fortier G, Germain L, Vincent C, Fradette J. Coleção IFATS: utilização de células estaminais/estromais derivadas do tecido adiposo humano para a produção de novos substitutos da pele. Stem Cells. 2008 Oct;26(10):2713-23

55. Noszczyk B, Krześniak N. Enxertos de gordura na reconstrução e tratamento de feridas crónicas. Pol J Surg. 2013 Dec;85(12):937-41

56. Piccolo NS, Piccolo MS, Piccolo MT. Fat grafting for treatment of burns, burn scars, and other difficult wounds (Enxerto de gordura para tratamento de queimaduras, cicatrizes de queimaduras e outras feridas difíceis). Clin Plast Surg. 2015;42:263-83

57. Abouzaid AM, El Mokadem ME, Aboubakr AK, Kassem MA, Al Shora AK, Solaiman A. Efeito da transferência de gordura autóloga na gestão de feridas de queimaduras agudas: Um estudo controlado aleatório. Burns. Sept 2022;48(6):1368-85.

58. Klinger M, Marazzi M, Vigo D, Torre M. Injeção de gordura em casos de queimaduras graves: uma nova perspetiva de remodelação e redução de cicatrizes. Aesth Plast Surg. 2008;32:465-9.

59. Fredman R, Katz AJ, Hultman CS. Fat grafting for burn, traumatic, and surgical scars (enxerto de gordura para cicatrizes de queimaduras, traumáticas e cirúrgicas). Clin Plast Surg. 2017 Oct;44(4):781-91.

APÊNDICE

As etapas do procedimento sequencial de enxerto de células da pele (34) são as seguintes:

Etapa 1: Preparação das áreas a tratar

Esta primeira fase consiste em tratar as queimaduras de acordo com os procedimentos habituais: desbridamento, limpeza e aplicação de pensos (sulfaguanidina de prata ou mel). Os tecidos contaminados ou necróticos devem ser excisados num prazo de 2 a 4 dias para as queimaduras superficiais (IIP) e de 3 a 7 dias para as queimaduras profundas (III).

Etapa 2: Aplicação de enxertos

Os aloenxertos ou xenoenxertos são utilizados temporariamente para proteger as feridas limpas antes da aplicação dos GSCCs.

Etapa 3: Amostragem de pele saudável

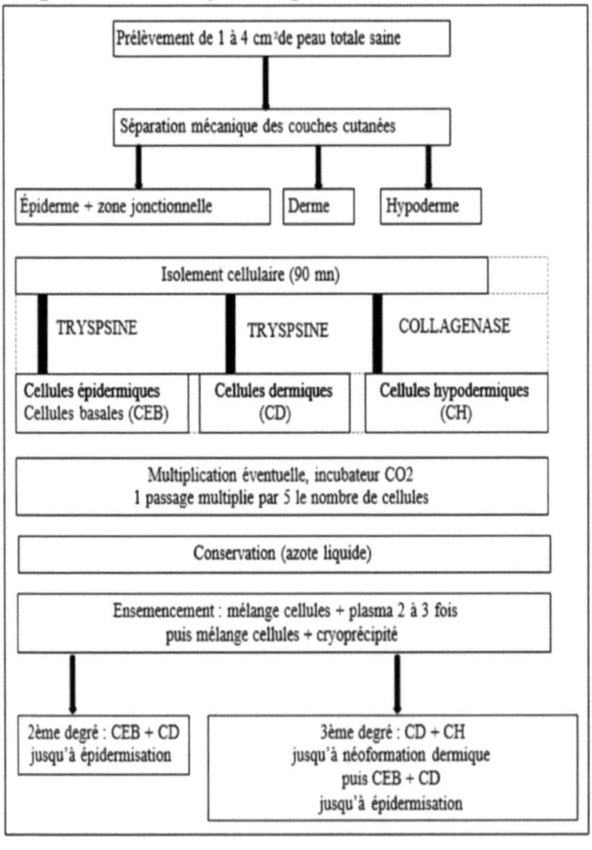

Prélèvement de 1 à 4 cm^2 de peau totale saine

Séparation mécanique des couches cutanées

Épiderme + zone jonctionnelle | Derme | Hypoderme

Isolement cellulaire (90 mn)

TRYSPSINE | TRYSPSINE | COLLAGENASE

Cellules épidermiques
Cellules basales (CEB) | Cellules dermiques
(CD) | Cellules hypodermiques
(CH)

Multiplication éventuelle, incubateur CO2
1 passage multiplie par 5 le nombre de cellules

Conservation (azote liquide)

Ensemencement : mélange cellules + plasma 2 à 3 fois
puis mélange cellules + cryoprécipité

2ème degré : CEB + CD
jusqu'à épidermisation

3ème degré : CD + CH
jusqu'à néoformation dermique
puis CEB + CD
jusqu'à épidermisation

Retirar uma área elíptica de pele sã (1 a 4 cm de comprimento e 1 cm de largura) de uma zona pilosa, incluindo a epiderme e a junção dérmica superficial. A derme e a hipoderme são então separadas e enviadas para o laboratório para preparação.

Fase 4: Transformação celular e utilização de suspensões As células são isoladas por hidrólise enzimática (tripsina para as camadas epidérmica e dérmica, colagenase para a hipoderme). As suspensões, contendo 6 a 7 milhões de células/cm², são aplicadas nas feridas. As primeiras inoculações utilizam uma mistura de GSCC/PRP, seguida da adição de crioprecipitado de plasma (CP) a partir da 3ª ou 4ª inoculação. A cobertura completa é verificada com uma coloração vital (azul de metileno

As células a semear são selecionadas de acordo com a profundidade da queimadura:

- Para queimaduras superficiais (IIP): É aplicada uma mistura de células epidermo-juncionais e dérmicas. A ferida passa por uma fase de fibrinação (esbranquiçada) seguida de uma fase de brotamento (avermelhada) com descamação. As crostas caem gradualmente, dando lugar a uma pele que recupera a sua cor e sensibilidade normais.
- Para queimaduras profundas (III): O tratamento começa com a sementeira de células dérmicas e hipodérmicas para reconstruir o tecido dérmico, formando pontes e preenchendo as lesões. De seguida, é aplicada uma mistura de células epidérmicas-juncionais e dérmicas para criar uma nova epiderme, ficando a pele com uma tonalidade rosa pálido e aparecendo áreas de epiderme no centro e nos bordos.

•

Resumo

Tema: As queimaduras são um importante problema de saúde pública, com repercussões consideráveis na qualidade de vida dos doentes. Embora os métodos tradicionais de cura tenham prevalecido durante muito tempo, podem ser dificultados por vários factores como a infeção, a rejeição do enxerto e o risco de cicatrizes hipertróficas ou quelóides. A terapia regenerativa está a emergir como uma alternativa promissora para o tratamento de queimaduras agudas, embora a sua integração na prática clínica seja controversa devido a resultados variáveis e a desafios éticos, tornando essencial a sua utilização ponderada.

Objetivo do trabalho: O objetivo é rever estudos recentes sobre a aplicação da terapia regenerativa para a cura de queimaduras agudas. Esta revisão sintetiza as inovações emergentes, avalia a sua fiabilidade e segurança, e explora os desafios e as perspectivas futuras.

Métodos: de uma revisão sistemática baseada numa pesquisa exaustiva de bases de dados relevantes, incluindo PubMed, Science Diret e ResearchGate, abrangendo o período de publicação de 2015 a 2024. Foram analisados quatro ensaios clínicos aleatórios, envolvendo plasma rico em plaquetas (PRP), PRP liofilizado (LRP), transplante sequencial de células da pele (SSCT) e transferência autóloga de gordura para o tratamento de queimaduras agudas.

Resultados: Os resultados sobre o PRP líquido são heterogéneos. Alguns estudos revelam uma melhoria dos resultados clínicos, como uma cicatrização mais rápida e o alívio da dor, enquanto outros estudos não revelam benefícios significativos. Esta disparidade pode ser explicada pela variabilidade das técnicas de preparação, salientando a necessidade de normalizar os protocolos de preparação e aplicação do PRP, a fim de otimizar a sua eficácia e segurança. O PRP liofilizado demonstrou ser eficaz no tratamento de queimaduras profundas de segundo grau, acelerando a cicatrização e reduzindo a contaminação bacteriana. Oferece uma melhor estabilidade térmica, um prazo de validade prolongado, um risco reduzido de contaminação e uma libertação prolongada de factores de crescimento, reforçando os seus efeitos regenerativos. A facilidade de armazenamento e administração na clínica torna-o ainda mais prático. Os enxertos de pele sequenciais são uma alternativa promissora para o tratamento de queimaduras graves. Eficazes para queimaduras profundas de segundo grau, podem também beneficiar casos de terceiro grau, nomeadamente em combinação com PRP e plasma crioprecipitado. Estes enxertos complementam outras técnicas e são particularmente úteis quando há escassez de pele ou quando as opções terapêuticas são limitadas. O enxerto autólogo de gordura apresenta vantagens clínicas significativas, nomeadamente ao reduzir o tempo de hospitalização, a necessidade de cirurgia adicional e o risco de contracturas. Além disso, esta técnica reduz a necessidade de enxertos de pele e melhora a qualidade da cicatriz em comparação com os métodos tradicionais.

Conclusão: Embora as terapias regenerativas sejam promissoras para a cura de queimaduras agudas, é necessária mais investigação. Os estudos futuros devem centrar-se na normalização dos produtos PRP, na comparação entre PRP líquido e liofilizado, na otimização dos protocolos de aplicação e na avaliação de enxertos de pele sequenciais e de gordura autóloga. Estes esforços irão melhorar os resultados clínicos e a gestão das queimaduras agudas

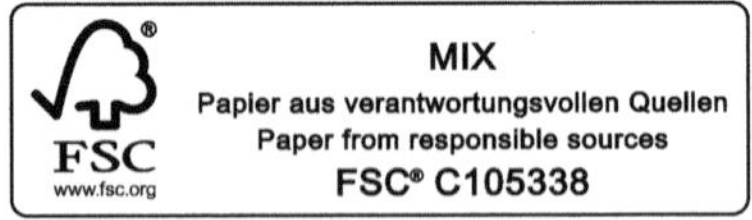

Printed by Books on Demand GmbH, Norderstedt / Germany